LIRISMO DE AMADOR

narrativas poéticas do fazer-ser

Editora Appris Ltda.
1.ª Edição - Copyright© 2025 do autor
Direitos de Edição Reservados à Editora Appris Ltda.

Nenhuma parte desta obra poderá ser utilizada indevidamente, sem estar de acordo com a Lei nº
9.610/98. Se incorreções forem encontradas, serão de exclusiva responsabilidade de seus organi-
zadores. Foi realizado o Depósito Legal na Fundação Biblioteca Nacional, de acordo com as Leis nᵒˢ
10.994, de 14/12/2004, e 12.192, de 14/01/2010.

Catalogação na Fonte
Elaborado por: Dayanne Leal Souza
Bibliotecária CRB 9/2162

O488l
2025
	Oliveira, Gerfson Moreira
	    Lirismo de amador: narrativas poéticas do fazer-ser / Gerfson Moreira
	Oliveira. – 1. ed. – Curitiba: Appris, 2025.
	    104 p. ; 21 cm.
	
	    Inclui referências.
	    ISBN 978-65-250-7663-8
	
	    1. Poesia. 2. Autobiografia. 3. Narrativa. I. Oliveira, Gerfson Moreira.
	II. Título.
	
	                                                            CDD – B869.91

Appris
editora

Editora e Livraria Appris Ltda.
Av. Manoel Ribas, 2265 – Mercês
Curitiba/PR – CEP: 80810-002
Tel. (41) 3156 - 4731
www.editoraappris.com.br

Printed in Brazil
Impresso no Brasil

Gerfson Moreira Oliveira

LIRISMO DE AMADOR

narrativas poéticas do fazer-ser

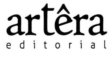

Curitiba, PR
2025

FICHA TÉCNICA

EDITORIAL Augusto V. de A. Coelho
Sara C. de Andrade Coelho

COMITÊ EDITORIAL Ana El Achkar (Universo/RJ)
Andréa Barbosa Gouveia (UFPR)
Jacques de Lima Ferreira (UNOESC)
Marília Andrade Torales Campos (UFPR)
Patrícia L. Torres (PUCPR)
Roberta Ecleide Kelly (NEPE)
Toni Reis (UP)

CONSULTORES Luiz Carlos Oliveira
Maria Tereza R. Pahl
Marli C. de Andrade

SUPERVISORA EDITORIAL Renata C. Lopes

PRODUÇÃO EDITORIAL Bruna Holmen

REVISÃO Monalisa Morais Gobetti

DIAGRAMAÇÃO Bruno Ferreira Nascimento

CAPA Renata Micelli

PINTURA DA CAPA La Cassette Bleue

REVISÃO DE PROVA Jibril Keddeh

Metáfora

Uma lata existe para conter algo
Mas quando o poeta diz: Lata
Pode estar querendo dizer o incontível

Uma meta existe para ser um alvo
Mas quando o poeta diz: Meta
Pode estar querendo dizer o inatingível

Por isso, não se meta a exigir do poeta
Que determine o conteúdo em sua lata
Na lata do poeta tudonada cabe
Pois ao poeta cabe fazer
Com que na lata venha caber
O incabível

Deixe a meta do poeta, não discuta
Deixe a sua meta fora da disputa
Meta dentro e fora, lata absoluta
Deixe-a simplesmente metáfora

(Gilberto Gil, 1982)

Escute o Poeta

AGRADECIMENTOS

A todas as pessoas queridas que contribuíram com amorosidade para a realização deste livro: meus pais (Nice e Bié), Ligia Vilas Bôas (interlocução sobre a obra e escrita do prefácio), Mônica Daltro (interlocução, orientação e texto livre sobre a obra), Maria Clara O. Penha (digitação), Vinicius Teixeira e Mitian Fonseca (primeiras revisões). A todas as professoras e professores que fazem da escola e da universidade uma casa-território de ensino que acolhe, cuida e transforma. Um agradecimento especial a Vini, que faz poesia, confusão e folia em minha vida.

PREFÁCIO

O livro *Lirismo de amador: narrativas poéticas do fazer-ser* nos presenteia com palavras, imagens, sentimentos, impressões e ideias que nos oferecem uma arrumação temporal das experiências tecidas pelo poeta. Ele, "Amador, apreciador da arte poética...", é "amante capturado pela melancolia, pela dor...", por isso "Ama-dor" e pelo "Amador, praticante de uma arte sem ser profissional".

Minha leitura seguiu o fluxo temporal desta narrativa, imergindo página por página, com o desejo de acompanhar o desenvolvimento pessoal, profissional e emocional do poeta enquanto ele constrói identidades costuradas em cada verso-bússola que guiam seu lirismo. Nessa imersão, entendi, senti, viajei, escutei, imaginei e me deparei com uma nudez poética, que embora despretensiosa, se mostrou autêntica, sincera e livre.

Com uma liberdade de alguém que se vale do lirismo, Gerfson revela seu constante estado de "fazer-se ser". Ele brinca com conceitos de uma racionalidade cartesiana e heteronormativa ao afirmar: "Um homem em tese não é um homem, é uma construção", oferecendo uma visão de mundo que flerta com uma transgressão científica e social. Nesse jogo de palavras, se permite um livre pensar, assume paradoxos, enquanto expõe seu engajamento poético e crítico, desafiando o "suposto silêncio na morte da bezerra".

A expressão "De homem em tese a doutor pasta pura" capturou-me de imediato, trazendo à tona a palavra "pura". Será pura por estar isenta de impurezas, sem contaminação? Ou por ser livre de malícia, inocente? Ou ainda por apresentar naturalidade e sinceridade? Não importa a resposta; a pasta não é pura. "De homem em tese a doutor pasta pura" carrega em si uma tatuagem lírica do Amador na narrativa poética de um adolescente que, ao arriscar-se no "fazer-se ser", busca a própria vida, vislumbrando novos caminhos e se entregando à coragem de permitir que sua alma fale, revelando os sentimentos mais íntimos. Ele é um ser que sabe que não sabe o que sabe, mas ainda assim anseia por mudança, por espaço e por encontros, sem jamais deixar de carregar a complexidade de sua pasta não pura.

A pasta "(in)munda de descobertas" revela (uni)versos repletos de questionamentos, paixões, metáforas, faltas, "Verdades, suspiros e reflexões", traçando um território onde o poeta semeia sua ancestralidade, seu compromisso com a coletividade e a valorização de tudo o que envolve, vida. A narrativa reverbera a experiência da ensinagem-aprendizagem, e explora o inexplicável: o amor, a ilusão e as diversas formas de existir.

O convite para escrever sobre uma produção literária poética é para mim um desafio. Realizo andanças como leitora, mas o ato de elaborar um prefácio é também desnudar uma percepção — imagem —, sentimento que revela uma projeção subjetiva. Mas, lembrando um diálogo de Sartre com um de seus alunos ao pedir-lhe um conselho, o filósofo responde que ele já sabia o tipo de conselho que receberia e diz: "Você é livre...

Voe, querido poeta!".

LIGIA MARQUES VILAS BÔAS

Pedagoga. Mestra em Tecnologias em Saúde. Coordenadora do Núcleo Institucional de Desenvolvimento Docente (NIDD) da Escola Bahiana de Medicina e Saúde Pública (EBMSP).

SUMÁRIO

Narrativas poéticas em cena para formar-deformar e transformar-se 13

JUVENTUDE DE SONHOS

Procura de Vida 23

O Caminho 24

A Coragem 25

Dúvida 26

Esperança de um Povo 27

A Procura 28

Viajei... 29

Voz atada 30

Lutar? Talvez 31

Que Ar!!! 32

Nós... 33

Juventude de sonhos é poesia temporal e atemporal
e esta conversa é quase desnecessária 34

(IN)MUNDO DE DESCOBERTAS

Chega de lamento 39

Estado de Então... 40

Que Dor é Essa?..41

Um dia desses...42

Verdades, suspiros e reflexões 43

Down e a síndrome do preconceito..45

História de uma profissão 48

Idília...51

Brasil, maio de 2002 52

Não devemos calar a palavra 53

O que quer o meu desejo? 54

Eu na pólis 55

Desvio 56

Brotas 57

Moral de gesso 58

Esta Miramar 59

Nem tudo são flores 60

DE HOMEM EM TESE A DOUTOR PASTA PURA

Homem em tese 65

Preto no branco e a morte da bezerra 68

Talassoterapia 69

Flor de Ser Agora 70

O Que é Ser um Homem de Bem? 72

Lua Luar 74

Mulheres e o Mundo 75

Sinto em dizer essas versões 76

Ir Além 77

Poesia não tem fim 78

Infinito sentir 79

Parir Mainha 80

O que sou? 81

Lugar e não lugar de fala 82

Doutor Pasta Pura 83

Doutor Pasta Pura não cura o que não tem cura 86

Palavras em transe 94

Palavras finais: na Bahia, todo Bonfim é começo! 98

Referências 101

NARRATIVAS POÉTICAS EM CENA PARA FORMAR-DEFORMAR E TRANSFORMAR-SE

Lirismo de amador é um livro composto por narrativas poéticas que emergem de fragmentos do fazer biográfico (autopoiético) de um corpo existencial em (des)equilíbrio, no e com o mundo, em diferentes cadências narrativas:

Amador: apreciador da arte poética que visa construir rimas populares, cantorias, paródias e cordéis para expressar os ritmos da alma, os sentimentos, as percepções e experiências reais e/ou imaginárias.

Ama-dor: amante capturado pela melancolia, pela dor e pelo sofrimento, pelo sensível, pela sofrência e pelos sentimentos de desamparo que emergem com a expansão do existir e que se tornam querid@s companheir@s da solidão diante das impossibilidades, frustrações e obstáculos da vida cotidiana.

Amador: praticante de uma arte sem ser um profissional de letras, literário ou escritor. Não me considero exatamente um poeta, embora faça poesia. Um poeta em intenção? Seriam o poema e a poesia construções literárias restritas aos poetas? Bem, deixo aqui a minha reverência às poetisas e aos poetas que, com sua arte-ofício, nos acolhem e nos inspiram na jornada.

A narrativa poética, portanto, é o fio condutor que organiza essas experiências e transmite significados. Ela transcende o simples contar de histórias para explorar o simbólico, o sensível e o subjetivo num encontro com as dores e os sonhos na construção de si e do ser-existir no mundo.

O livro está organizado em três partes e acompanha, de algum modo, o meu percurso na educação formal. "Juventude de sonhos" reúne poesias líricas escritas na adolescência e juventude, coincidentes com o período do ensino médio (1992 a 1995). Um imaginário de sonhos e sociabilidades em contraste com experiências e percepções de inadequação de mim em meio a uma consciência psicossocial turva de privilégios. Um período de muitas descobertas e inquietações em um Brasil cara-pintada, de jovens estudantes que ansiavam por um país com menos injustiça social, mais diverso e colorido. Algumas das poesias escritas na época foram lançadas na feira de ciências e cultura da Escola Anísio Teixeira, em Eunápolis, interior da Bahia, e contou com os desenhos de Daniele Rony e versos de Naya Rios, ambas colegas de classe.

Nas aulas de literatura, algumas referências e estilos poéticos tornaram-se âncoras para os meus lamentos e inspiração nos primeiros versos: Castro Alves, João Cabral de Melo Neto, Lima Barreto, Carlos Drummond de Andrade, a literatura de cordel e a arte latina de Pablo Neruda com os seus vinte poemas de amor e uma canção desesperada.

No âmbito sociofamiliar, da infância até a adolescência, algumas mulheres foram poesia e se destacaram em minha vida: minhas avós paterna e materna: Jasmira — mulher preta de axé — e Alvaneres — mulher indígena Pataxó —, minha mãe (Nice), tia Gerusa, Ivonete, professora Marli, professora Nilda, Rosângela (psicóloga) e Dona Rilza. Mulheres-poesia são mais do que suporte, elas são inspirações vivas, metáforas encarnadas da força e do amor que nos impulsionam. Na delicadeza de seus cuidados e na força feminina de suas presenças, constroem, verso por verso, o poema da vida com suporte para o amor e a educação.

Importa destacar que não tenho a pretensão de tecer versos que romantizam a luta das minhas referências femininas e de tantas outras mulheres-poesia que me inspiram. Quero, sim, reconhecer a força daquelas que, dentre tantas outras potências, cuidam e constroem mundos, mesmo quando o peso do machismo e do racismo insistem em silenciá-las. Não é fantasia, é justiça: a presença da mulher na formação dos homens e no pulsar da sociedade, é o que dá ritmo às nossas vidas. E mesmo diante das múltiplas violências que se interseccionam, e que a estrutura social insiste em replicar para subjugá-las, visando manter condições de privilégio a determinados grupos sociais, a mulher-poesia também é resistência, coragem e revolução.

Na segunda parte do livro, "(In)mundo de descobertas", vivencio o período de graduação em Psicologia na Escola Bahiana de Medicina e Saúde Pública (EBMSP), em Salvador (2000 a 2005). Foi uma graduação de investimento emocional profundo (estudo, pesquisa, extensão e psicoterapia/análise). A experiência de formação contribuiu para um desenvolvimento pessoal atravessado por teorias psicológicas que me inundaram de saberes e proporcionaram acesso a informações até então desconhecidas. Um universo de conhecimentos com potencial para ampliar a consciência de si e do mundo, mas também ofuscar o olhar para outros saberes além da academia. Embora tenha participado de vivências comunitárias, que oportunizam o contato discente com diferentes saberes e realidades naquele período, os projetos de extensão universitária ainda eram restritos e pouco estruturados.

No cenário nacional, pulsava no coletivo o desejo de formular políticas públicas de enfrentamento à pobreza e a possibilidade de promover dignidade para os que, por gerações, haviam sido esquecidos. Ecoava pelos quatro cantos o clamor dos invisíveis, e, nos rostos cansados, renascia o sorriso do "agora é possível". O país, dividido entre ceticismo e fé, caminhava com passos inseguros, mas determinados, para um novo pacto com a sua própria humanidade. Ali, a poesia, mais uma vez, foi companheira nas elaborações do meu processo de aprendizagem, sociabilidades e profissionalização.

Destaco as presenças poéticas de Fernando Pessoa, Clarice Lispector, Paulo Leminski, Ferreira Gullar, Rubem Alves, Florbela Espanca, Damário Dacruz, Mia Couto e a poesia musical de Gilberto Gil. Um livro em especial me impactou nesse período: *Cartas a um jovem poeta* de Rainer Maria Rilke. Um lindo presente do querido amigo pássaro-cachoeirano Alcione Dâmaso, com traduções de Cecília Meireles.

Cartas a um jovem poeta transcende o tempo e a literatura, oferecendo conselhos que ecoam profundamente na alma de quem busca entender o significado da vida. Nele, Rilke responde às inquietações de um jovem aspirante a escritor com palavras que não são apenas guias literários, mas também mapas para navegar pelo mundo interior. Com suavidade e delicadeza, o autor sugere que as respostas para os dilemas da existência não estão no mundo externo, mas na coragem de mergulhar no silêncio, na solitude, e abraçar a dúvida como parte essencial do caminho.

Rilke não apenas reflete sobre o escrever, mas também sobre o sentir, contribuindo para os aspectos emocionais de seus leitores ao incentivá-los a transformar medos e incertezas em arte, em vida e poesia. É um convite para olhar para dentro, com ternura, e descobrir que o maior poema que escreveremos será sempre nós mesmos.

Na graduação, também tive a honra de conviver, ser apoiado e aprender com mulheres-poesia incríveis: Lílian Darzé (professora, psicanalista e supervisora clínica), Alba Valéria, Valéria e Rose (irmãs), Dora, Manoelita, Susan Isozaki e as amigas de faculdade que integravam o grupo apelidado de beibers.

A terceira e última parte do livro, "De homem em tese a Doutor Pasta Pura", traz poesias com propostas mais críticas sobre a pesquisa e os saberes, o processo de formação/educação e profissão, a própria identidade e as minhas perspectivas da vida. Esse período foi concomitante à realização do doutorado e às inquietações vivenciadas na construção de uma tese (2016 a 2020). A tese, intitulada "Perspectivas clínicas e processo de trabalho em saúde mental e redução de danos", analisa, numa abordagem qualitativa, a construção coletiva do trabalho realizado no Centro de Atenção Psicossocial Álcool e Drogas (CAPSad) Gregório de Matos, localizado no centro histórico da cidade de Salvador-BA. O serviço foi fundado pelo Prof. Dr. Tarciso Matos de Andrade, coordenador da Aliança de Redução de Danos Fátima Cavalcante, vinculada à Faculdade de Medicina da Universidade Federal da Bahia. Inicialmente, descrevi o cenário macropolítico do cuidado em saúde mental e, posteriormente, discuti o trabalho interpro-fissional e as concepções clínicas como dispositivos de produção social na atenção psicossocial.

Nesse percurso, a poesia foi antídoto para cuidar dos sofrimentos e conflitos da alma de um "homem em tese". Pílulas de uso quase diário para suportar (e insurgir) os ditames da realidade vivida (incluindo a acadêmica) e as "conservas sociais" que nos constituem.

No contexto nacional e local, vivíamos uma tempestade que varreu o país, carregando consigo não apenas uma presidenta, mas também os resquícios de uma desejada integração. O país, dividido e ferido, testemunhou um palco de discursos inflamados, desinformações e interesses ocultos. A democracia e os direitos cambaleavam como um barco à deriva, enquanto nas ruas o grito de protesto se misturava ao silêncio da desilusão. O Brasil parecia sonhar com dias melhores, mas vivia preso aos resquícios do pesadelo colonial da sua própria história.

As referências de poesias-suporte na pós graduação passearam pela potência das coisas ínfimas de Manuel de Barros, pela "escrevivência" de Conceição Evaristo, pela denúncia social e a oralidade de Carolina de Jesus, pela sensibilidade coloquial e sublime de Adélia Prado, pelo simbolismo ancestral de Ailton Krenak, pelo poder das palavras de Viviane Mosé e pela força dos contos folclóricos brasileiros aos quais tive acesso nas oficinas de contação de histórias promovidas pela equipe talentosa do Teatro Griô.

No período de pós graduação (residência, mestrado e doutorado), a potência poética do feminino contou com a colaboração preciosa das professoras Nádia Matos, Eleonora Peixinho, Tânia Régis, Rita Carvalho, Haydee Matos e Kathia Rabelo (residência multiprofissional em saúde da família), Tânia Araújo (amiga e orientadora do Mestrado UFBA), Mônica Daltro (amiga e orientadora do doutorado), Ana Rosa, Mariana Sales, das usuárias, trabalhadoras e redutoras de danos do CAPSad Gregório de Matos, das supervisoras da Aliança de Redução de Danos Fátima Cavalcanti, de Lavinia Boaventura e das docentes do Programa Candeal da Bahiana e das usuárias, trabalhadoras, residentes e docentes da atenção básica do Complexo Comunitário Vida Plena. Recentemente, tenho sido nutrido com o amor poético das queridas Maria Célia Teixeira Moura Santos (museóloga e professora aposentada da UFBA) e Lígia Vilas Boas (pedagoga e coordenadora do Núcleo Institucional de Desenvolvimento Docente da Escola Baiana de Medicina e Saúde Pública).

A introdução da arte nos processos de ensino-aprendizagem (com destaque aqui para poesias autorais e de outr@s autor@s), tem um potencial para despertar interesses diversos e ampliar horizontes. Devido ao entrecruzamento de percepções e análises nos estudos e ao esforço de experimentação de novas linguagens a serem incorporadas na formação profissional e na produção de conhecimento, conseguem contemplar tanto a dimensão escolar/acadêmica quanto os tons, estilos e inspirações singulares de cada estudante.

Este livro, portanto, configura-se como um trabalho de linguagem e coloca em evidência a construção de saberes referentes às experiências pessoais numa perspectiva crítica e autocrítica sobre o saber, sobre o processo de formação/educação/profissionalização e sobre a própria cultura e a construção de si em contexto; construções essas costuradas em cada verso-bússola das minhas constelações.

Narrar com poesia esta história, em diferentes etapas do ciclo de vida, também colocou em relevo as crises existenciais precipitadas pelo movimento constate de mudanças socioculturais. A minha geração (49 anos) talvez tenha sido a última, antes do que se chama de hipermodernidade, a ter escrito e enviado cartas pelo correio, a vivenciar o envio instantâneo de mensagens e imagens pelo smartphone e a relacionar-se com a Inteligência Artificial (IA). De que forma essas transformações tecnológicas e digitais podem alterar o modo como sentimos e expressamos nosso mundo interno e quais as suas implicações nos processos de subjetivação dessa nova geração de jovens em contexto digital?

Na escola, a poesia pode transformar conteúdos em experiências. Quando construída e/ou lida nos cenários de práticas pedagógicas ressoa de formas diferentes para cada ouvinte/leitor/

professor/estudante, conectando-se às suas vivências emocionais. Por meio de metáforas, ritmos e imagens, ela dá voz-canto às inquietações e promove possibilidades que muitas vezes escapam às formas tradicionais de expressão acadêmica. A linguagem poética, ao abraçar as ambiguidades e as subjetividades, abre espaço para reflexões mais profundas, inspirando a curiosidade e a empatia com repercussões nos processos científicos e tecnológicos. Além disso, ao se relacionar com o conteúdo curricular de forma transversal, ela pode favorecer a compreensão de conceitos que, de outra forma, poderiam parecer distantes.

Por esses e tantos outros motivos, a poesia não é apenas um recurso didático ou uma forma de expressão artística, mas um caminho para o diálogo, a escuta, a descoberta, o acolhimento e o encontro. Desafia os limites do que pode ser dito, construindo significados que vão além das palavras, dos métodos, das técnicas e dos procedimentos, e ressoa na imaginação, nos afetos e na promoção da saúde emocional.

De alguma forma, a poesia sempre esteve presente em minha vida de estudante, talvez por isso, no fazer-se doutor, ela tenha transbordado em meu coração.

JUVENTUDE DE SONHOS

PROCURA DE VIDA

Meu coração traz um nó
de sentimentos profundos.
Não consigo expressar
o ar deste meu mundo.

Quero libertar os sentimentos
que nesta hora fervem,
ardem num fogo de neve
agonizando meu ser.

Sinto meu corpo tocar
o desejo de viver
uma vida em paz.
Mas não encontro
aquilo que satisfaz.

A cada dia
meu anseio cresce;
meu coração lamenta
não amar neste instante.

Preciso do amor da vida
para curar a ferida
que se corrói lentamente
pela morte em meu ser.

Que sentido tem a vida
sem a bebida que sacia?
Sem o sopro que inspira
e contempla meu viver?
Quero sentir a essência da vida...

O CAMINHO

Sentado à beira-mar
refletindo o existir,
mergulho no sorrir
e navego pelo sonhar.
Suspiro a esperança
pura como a criança,
silenciosa como o pensar.

Queria viver
uma vida definida,
sem dor ou mágoa sentida
que pesa o caminhar.
Porém, seria sem vida,
a jornada precedida
sem as surpresas queridas
que não conseguem brotar.

Seria um seguir sem cor,
sem sal, sem mar, sem ida,
sem o efeito da bebida
que nos deixa desejar.

A CORAGEM

Minha alma fala por mim,
crepita no crepúsculo do ser,
renasce ardente no viver,
trazendo ao silêncio o prazer.

Minha alma fala por mim
como trombeta divina,
anunciando a face oculta
que já não é mais,
pois está declarada em traços tênues
deste áspero papel de seda.

Minha alma fala por mim
quando me ergo diante da existência
e desnudo íntimos sentimentos.
Essa alma que tanto fala
é coragem de um menino
que ousa em expor ao mundo o que pensa.

DÚVIDA

Não sei se o ser
sou eu ou você.
Não sei dizer
se sou alguém ou ninguém.

Não sei se sou
ou se apenas me perco no que sou.
Não sei se vivo
ou se morro.
Não sei se paro,
se corro.
Não sei se não.

Não sei se tenho opinião.
Não sei se falo
ou escrevo.

Sei apenas que o que penso
se opõe
ao que não sei se existe.

ESPERANÇA DE UM POVO

A esperança
é a centelha que nasce
em meio à multidão calada,
sufocada pela poeira da infâmia
que a cerca e a fere.

É preciso acreditar em delírios
para provar que existimos.
O tempo,
testemunha da história do mundo,
registra o cansaço da multidão
exausta de misérias e promessas vazias.

Votamos em vão?
Paramos.
Seguimos
e gritamos novamente...
Pelo nada?

Mas, que nada!
Ainda há esperança.
Única chama que persiste,
cresce e progride
no coração deste país.

A PROCURA

Sinto o tempo que escapa
e o fim que se aproxima.
Mas sigo a procurar
um algo que me ilumina.

Na jornada vejo o vácuo,
desertos sem horizonte.
Onde está a flor que cresce
no desejo que me esconde?

Pergunto ao meu reflexo:
"o que pulsa no existir?
Por que vagar em jardins
de vazios sem fim?"

Busco no ontem um fio,
uma memória em dança
e encontro na criança
a essência do meu rio.

Porém, não me satisfaço.
Quero espaço, quero vida!
Sentir além da lembrança
e seguir a trilha perdida.

VIAJEI...

Nesta noite de inverno
no silêncio da escuridão,
distante do que sou,
perto da multidão.

Amigos viajavam
numa mesma direção,
rumo a um mundo irreal
repleto de ilusão.

Respiro profundamente
procurando soluções.
Talvez, divertimento.
Quem sabe inspiração?

Sinto-me muito bem!
Leve, leve como pluma.
Vejo ondas pelo chão
sento em bancos de espuma.

Tudo é maravilhoso:
cores, sons, luz a brilhar.
Tristeza e alegria se tocam
no infinito do olhar.

Passos lentos, incertezas,
corro e fico no lugar.
Bailarinos marcam passos
pulam e giram pelo ar.

E a viagem chega ao fim.
Preciso continuar...
Pego a mala, vou em frente
tudo irá recomeçar.

Mas não há repetição
da minha alucinação.
Busco então outros caminhos
para suprir minha ilusão.

VOZ ATADA

Caminhando sozinho no tempo
vejo ondas de erros passando.
O pássaro prisioneiro na gaiola,
a água que escorre
em desperdício, vai embora.

Uma gota de chuva cai em mim,
uma folha seca no jardim,
uma fruta pêca.
A lágrima do ressentimento na face,
o sorriso ensaiado nos lábios,
os braços cerrados sobre o peito.

Vejo novamente a sombra
que esconde o coração do homem.
Sufocado, com a voz atada,
escrevo.

LUTAR? TALVEZ

Meu coração chora
pela alma ferida
sozinha, perdida
que caminha por essa vida.

Mas o que faço aqui
além de dormir
sonhar
sofrer e sentir?

Que mundo é este?
E você, palavra,
quem és?
Que tanto fala
e cala ainda mais?

Lágrimas para quê?
Sofrer por quê?
Viver de quê?
Dizer o quê,
e a quem?

Lutar? Talvez...

QUE AR!!!

Chega de luxo
cheiro de lixo.
Chega de elite
chega de miragens.

Quero a pureza da paisagem
distante da formosura
e do vazio efêmero da figura.

Quero o coração
da nova geração
cicatrizando feridas
alimentando-se do pão
da liberdade —
Que sacia e arde,
que arde,
que diz não,
que ar!!!

NÓS

Se pensar em ti
é pensar em mim,
não penso em ti?

Pensar em ti
é possível, em mim.
Pensar em mim
só é possível, pensando em ti.

Pensemos em nós!
No amor
nos laços e nós
do nosso encontro.

JUVENTUDE DE SONHOS É POESIA TEMPORAL E ATEMPORAL E ESTA CONVERSA É QUASE DESNECESSÉRIA

Por diversos momentos, duvidei da minha decisão de incluir, neste livro, poesias feitas na minha adolescência. Em algum lugar de mim persistia um julgamento de considerá-las infantis e bobas, não merecedoras do "status poesia", como se os sentimentos rítmicos daquele momento de vida não fossem legítimos ou interessantes de serem lidos, contados e/ou publicados. Identifico os ecos internos de uma rigidez que insiste em desqualificar a musicalidade e a memória enraizada nas tradições orais que os versos evocam e o conflito com aquela parte de si capaz de se conectar com a simplicidade e a permissão em ser livre. Hoje, dentre outros fatores, também consigo perceber que os versos, numa primeira impressão, me pareceram tolos, porque confrontam o pensamento hiperperformático que rege o mundo adulto contemporâneo que habito.

Publicá-las é, de certa forma, um enfretamento, uma vez que a poesia é capaz de romper com as barreiras rígidas do tempo e do espaço, criando universos onde o ontem, o hoje e o amanhã coexistem. Ela desafia a linearidade, construindo realidades que se curvam às nossas emoções e percepções.

Percebo agora que o importante na poesia não é quão sofisticada ou performática nos parece (ou pelo menos como aprendemos o que deve ser), mas o quanto ela nos conecta/reconecta com nossa humanidade e intimidade, nossas histórias e memórias, nossas vulnerabilidades e potencialidades. Nem sempre a leitura de um poema/poesia faz sentido pra mim, mas se um texto, um acontecimento, algo ou alguém me comove com delicadeza e encanto, ali tem poesia! É no território de entrecruzamentos dos diferentes caminhos da linguagem e dos afetos que a vida poética acontece! Ao aceitar as limitações e as virtudes dessa escolha (nem sempre consciente), posso transformá-la em um ato de coragem e autenticidade de expressão.

O valor de publicar estas poesias está na capacidade de reconhecer o poder da palavra em todas as suas fases (e ciclos da vida) — como documento pessoal, como registro histórico, como exercício de linguagem existencial, expressão afetiva e como uma ponte entre saberes e gerações. A infância e a adolescência, com suas intensidades, são períodos de enorme potência poética, que merecem ser revisitados com o olhar carinhoso e reflexivo da maturidade.

(IN)MUNDO
DE DESCOBERTAS

CHEGA DE LAMENTO

Estou atado pela face
que domina o meu ser.

Meus olhos estão vendados
mas ainda posso ver:
do outro lado há um Sol
onde se pode renascer.

Lágrimas escorrem
regando a paixão
pelo desejo de viver.

É tempo de criar o instante,
de construir um novo mundo.
Chega de tanto lamento —
vou com tudo?

ESTADO DE ENTÃO

É belo e metafórico
o sentimento de outrora,
aurora de tempos eternos.

Enceno o prazer
que envolve o corpo,
porto de solidão frequente.

Eminentes, os desejos contidos,
comprimidos, exprimidos
nestes amadores versos.

Incertos e carregados
de uma esperança frágil,
mãe gentil que embala
um berço modesto.

Sábio é quem ama e desama
em chama
e sobrevive à infâmia
do banquete de ilusões.

Indaga-me o silêncio,
um excerto no deserto
de proclamações incertas.

Quão vasto é o universo interno,
externado em palavras
sem expressão.

No instante se vão as
sensações de agora,
senhora destas linhas
transcritas e inscritas,
nascidas do estado de então.

QUE DOR É ESSA?

Ao culminar a lesão
a dor que sinto é refrão
para poder explicar,
que bem maior que a ferida
é a dor que sinto na vida
por não poder te encontrar.

Como posso te falar
da dor que não quer calar?
Seria a dor uma emoção?
Qualquer que seja o defeito
sinto aperto no peito
sufoco no coração.

Qual dor é a sua,
nessa estrada da vida?
É dor de sede ou de fome?
É dor de mulher ou de homem?
É dor de cor?
É dor de amor?
É dor de sina?

É a dor de não poder sentir sua dor?
Que dor é essa?

UM DIA DESSES

Um dia desses, dormia,
e o sonho sussurrava
uma linda poesia
escondida na palavra.

Cada emoção que surgia
minha mente perturbava
com a voz da poesia
que o sonho declamava.

Quando então no outro dia
desse sono despertava,
percebi que não dormia:
o tempo inteiro sonhava.

VERDADES, SUSPIROS E REFLEXÕES

Hoje à noite suspirei uma dor
profunda e pesada,
semeada de desesperança.
Era uma dor que queimava o peito,
um peito cansado de sufocar.

Mas não se preocupem,
esses suspiros vêm e vão,
são suspiros de reflexão.
Engraçado, não?
Um suspiro que sufoca
e um alívio que aperta.

Às vezes me pergunto:
essas verdades que carrego
são minhas mesmo?
Ou foram plantadas em mim
sem eu perceber?

Uma amiga me disse uma vez:
"não existem verdades".
Eu, teimoso, exclamei:
"que absurdo!"
Como o mundo caminharia
sem um rumo certo e verdadeiro?

Então, curioso,
decidi perguntar às pessoas
sobre A Verdade.

Meu pai disse:
"a minha verdade é o trabalho
que sustenta e dignifica o homem".

Já a minha mãe respondeu:
"eu acredito na verdade
do seu pai".

Meu amigo declarou:
"não acredito em nada,
pois não existe verdade"
Duvidei se ele, de fato, em
nada acreditava.

Uma amiga querida exclamou:
"Deus é a verdade, o caminho
e a vida!"

Já o meu professor,
pensativo, afirmou:
"o conhecimento é o caminho
da verdade".

Tantas respostas,
tantos caminhos,
tantas verdades
e nenhum destino certo.

A dor voltou a brotar no peito,
aquela dor que sufoca
e não cessa...

Cada um carrega
a sua própria verdade.
E assim, deixei de acreditar em
verdades,
e passei a acreditar em versões.

De repente um suspiro!
E a minha versão
transformou-se em verdade
e o meu desconforto
recomeçou...

DOWN E A SÍNDROME DO PRECONCEITO

A Apae é entidade
que carrega com a idade
os preconceitos ditados,
de uma sociedade indecente
que pouco se faz contente
em prol dos necessitados.

Portanto, meu caro ouvinte,
faço destes versos tristes
um protesto fraternal.
Cito a discriminação
e a falta de informação
sobre a síndrome de Down.

Tal problema tem história
nesta linha sucessória
com gente de boa índole.
Foi o doutor John
Langdon Down
o médico primordial
que descreveu essa síndrome.

Mas tarde se descobriu
quando o fato progrediu
um distúrbio autossomo:
em vez de 46,
o portador, desta vez,
tinha mais um cromossomo.

Ficou assim definida
a síndrome no indivíduo:
trissomia do 21.
Um erro de divisão
nas células do embrião
passível a qualquer um.

Para caracterizar,
antes vou lhes falar
sobre a sua prevalência:
em 800 nascidos vivos,
haverá um indivíduo
com essa deficiência.

Língua grande proeminente
cabeça pequena evidente
e fendas palpebrais oblíquas.
Fígado e baço maiores
orelha e boca menores
auditivação restrita.

Porém, tais caracteres
definem-se como reles
ao cárdio intestinal,
que pode vir com obstrução
e impor limitação
na rotina habitual.

É importante ressaltar
que haverá de apresentar
alguma alteração mental.
Porém, com amor e cuidados
o problema é contornado
com auxílio profissional.

Neste ponto do discurso,
devo mudar meu percurso
por dever de consciência,
pra falar do preconceito
e também do desrespeito
percebidos com frequência.

A síndrome não é doença,
não permitam que aparências
corrompam seus corações.
O trissômico traz alegrias,
experiências, simpatias
e um mundo de emoções.

Por isso, meu caro amigo,
reflita um pouco comigo
sobre essa tal condição:
não se deve e nem se pode
denominar mongoloide
o portador em questão.

O meu grande objetivo
nestes versos de improviso
é um certo entendimento,
de uma síndrome frequente
que atinge muita gente
sem muito discernimento.

E, para finalizar,
gostaria de alertar
àqueles que aqui estão:
de dever e de direito
todos merecem respeito
todo e qualquer cidadão.

HISTÓRIA DE UMA PROFISSÃO

Cantar psicologia
era tudo que eu queria
no fluir da existência.
A alma sempre foi tema
discutida nas arenas
da nossa vil consciência.

Me permitam assim dizer
dessa razão 'démodé'
mas que se faz necessária.
Pois é sabido por todos
que entre um homem e um lobo
a diferença é precária.

Seguiremos, pois, em frente
sem nos prender em correntes
sem distorcer o percurso.
Pois é esta consciência
transbordada de indecência
a autora do discurso.

Egípcios, gregos, romanos
e povos pré-colombianos
precursores mitológicos,
do mundo subjetivo.
Aos deuses se atribuíam
os sentimentos que vinham
desse universo prodígio.

Depois Sócrates definiu
que o ser humano viril
é dotado de razão.
Ganha-se então consistência
a tese da consciência,
a qual vos fala em questão.

E seguem os questionamentos
contradições e lamentos
sobre o princípio da vida.
A alma e o corpo sucumbem
e novamente se fundem
no iniciar da partida.

Eis então que ao suceder
um pontifício poder
domina o conhecimento.
Pra falar de psiquê
era necessário crer
ter Deus em seu pensamento.

Graças a Deus a história
tem feito pessoas de glória
docentes de ensinamento.
A pedra é então removida
e novamente é erguida
para um novo entendimento.

Como máquina pensante
o humano proclama: "— avante!"
Rumo ao desenvolvimento.
Filha da filosofia
nasce a psicologia
ciência-comportamento.

Seria insensato por fim
deixar assim definir
salutar conhecimento.
Pois várias são as escolas
presentes em nossa história
que se mostraram a contento.

Neste curso da existência,
empíricas experiências
foram muito praticadas.
Gato, cachorro e macaco
homens, pássaros e ratos
em prol das forças armadas.

Mas o humano "progrediu"
subverteu o pavio
ao dólar globalizado.
E a psicologia
bastidora ideologia
congratulou realizada.

Era a consolidação
de teses que até então
não eram valorizadas.
Firme e ciente o infante
conquista novo horizonte
começa nova jornada.

Que a nossa percepção
deste saber em questão
não caia no inconsciente.
Nem permitam que aparências
confundam as contingências
negando a história da gente.

Vou ficando por aqui
e os convido a refletir
sobre a nossa atuação.
Pois já somos construtores
responsáveis diretores
desta grande profissão.

IDÍLIA

Ontem à noite,
sonhei com você
vestida de nua, com olhos
de alcova,
irradiando uma beleza
impossível.
Teus lábios, calados,
diziam segredos
que nem o vento
ousaria soprar.

A cada palavra muda,
em cada gesto teu,
meu corpo sorria e tremia,
expondo ao mundo
de fantasias
o quanto de mim é seu.

É você quem me disseca e
me completa.
Me desperta, me desmonta e
me conserta
como um brinquedo seu.
Quem toca em mim
a melodia mais profunda,
aquela que só você
sabe compor.

E eu me deixo levar
como objeto do teu querer.
Idília é o teu veneno
doce e eterno,
pois sem você não sou
e tu sem mim não és.

Somos assim:
a completude eternamente
incompleta.
Somos essência e aparência
do sonho-pensar.

BRASIL, MAIO DE 2002

Homem-Aranha, copa do mundo, eleição
Ideologia, metodologia, representação
Figuras simbólicas de regência e de "visão"
Cenário Broadway de uma nova inquisição

Teias de aço, petróleo, ferro e carvão
Rede de bancos, cinecomunicação
Porão de moscas — suporte, manutenção
Viúva-negra, predadora de nação

Em euforia, carnaval, inalação
De fantasia, anestesia, satisfação
A massa dorme embalada na canção:
É gol, golaço, gol de placa, gol de pão

Alimentada por indigesta ilusão
Surge a imagem de esperança e prontidão
Direita, esquerda, do meio e sem direção
Configurando a sede da corrupção

Homem-Aranha, copa do mundo, eleição
Ideologia, metodologia, representação
Figuras simbólicas de regência e de "visão"
Feche as cortinas que a fogueira é salvação!

GERFSON MOREIRA OLIVEIRA

NÃO DEVEMOS CALAR A PALAVRA

Não devemos calar a palavra
nem negar a força do refrão.
Falar é romper a constância
e a poesia é revelação.

Um discurso é mais que o sonoro
e o som é mais que audição:
é imagem que dança na mente
refletida por nossa razão.

Razão gravada na pele,
nos olhos, na boca, na percepção;
na letra, no tom, no lápis, na tinta
que brilha e ofusca o meu coração.

Por isso pinto estas linhas,
declaro em versos a minha emoção
que sorrindo como a melodia
faz chorar essa inquietação.

O QUE QUER O MEU DESEJO?

O que quer o meu desejo?
O que falta desejar?
Se desejo é porque falta
por que desejo faltar?

O que então é que me falta?
Falta carnificar o desejo,
inervar a minha alma.
Falta essência, lastro e casa,
também falta pão e água.

Mas quando como, bebo e gozo,
e edifico a minha casa,
o desejo, logo se espanta
foge, disfarça, levanta
e novamente me falta.

E o desejo se espanta;
foge, disfarça e levanta
e novamente me falta...

EU NA PÓLIS

Eu na pólis

Tu na pólis

Ele/a na pólis

Nós na pólis

Na pólis, tod@s estamos

Na pólis tudo acontece

Na pólis, fome e progresso.

DESVIO

Estou amarrado no tempo,
sou palavras que moldam a história.
Embriagado,
sou derrota e sou glória.

Eu sou o caminho
e sou o desvio.
Sou letras dispersas,
sou poesia
e conflito.

Carrego utopias
e fantasias.
Sou a condição
contradição
ordem
desordem
disritmia.

Não sou certeza.
Me faço em passos
e descompassos,
na contramão
de mim.

BROTAS

Do alto de uma colina
sobre concreto e asfalto
não vejo ninguém!
Carros que correm
luzes que acendem o presépio
torres que piscam estrelas
na mais pura intuição.
Daqui me vejo além,
irradio entre as linhas
as flores de uma canção.
Ouço só minha
Brotas de ilusão!

MORAL DE GESSO

Sínico pacto de sinceridade.
Lealdade, moral indigesta.
Nefasto reflexo de compaixão dispersa,
fendas profundas de uma gratidão forjada.

Benevolentes valores "gregos".
Cultivo de uma moral de gesso
polida e formatada por Zeus.

Chamas e flutuantes pactos
das virtudes capitais.
Abrandam corpos foscos
ditos constitucionais.

Padrão do bom viver,
desejo civilizado e normativo.
Encenam a cena derradeira:
aqui jaz eu — você.

ESTA MIRAMAR

Sigo esta mira em Novos Baianos,
para além do além dos aléns.
Aqui, neste não lugar,
jogo meu corpo no mundo
entre encontros e mistérios.

Nestes versos imundos
"vou mostrando como sou"
"e vou sendo como posso".
Por isso não me conheces
não me conheço,
mal sei o meu nome.

Vou me descobrindo
em heranças que aprisionam e libertam,
em novas baías que me desenham
e correm para o mar.

Águas que me habitam
me cercam, sem me concluir.
Movem-se como eu
sem porto, só partida.

Correm pro mar
Miramar.

NEM TUDO SÃO FLORES

As poesias que compõem este capítulo formam um mosaico de autodescoberta e expansão, atravessado pela intensa vivência do período universitário. Nesse espaço-tempo, imerso na graduação em Psicologia, confronto-me com as próprias contradições e mergulho em rios que revelam o paradoxo do sentir as delícias do mundo e, ao mesmo tempo, sentir-se imundo com as dores das próprias descobertas. É também um convite a enxergar o mundo e a si mesmo de forma sensível e aberta.

Nesse período, há uma inquietação que permeia cada verso, como se a alma, em constante diálogo com as descobertas do próprio psiquismo, se visse diante de um espelho fragmentado. O reflexo revelou-me tanto os desejos reprimidos quanto os conflitos da existência — esses que gritam, perturbam e, ao mesmo tempo, convidam ao renascimento.

Em "Estado de Então" reflito sobre as contradições internas de quem observa os limites de si mesmo, comprimido pelas expectativas e alargado pelas esperanças. Cada poema é um exercício de traduzir o caos do inconsciente para a forma organizada do verso, mas sem perder a pulsação desordenada da vida. Aqui, as descobertas são espiraladas e com muitas voltas, como o desejo que escapa e retorna, sempre inacabado.

No meu mundo acadêmico, a psicologia tornou-se, ao mesmo tempo, espelho e lupa. A ciência e a profissão ofereceram-me uma racionalidade que ilumina; mas que também me fez confrontar as sombras da razão, um terreno fértil para explorar as verdades que não se fixam e que se revelam em versões. Em "Verdades,

Suspiros e Reflexões" sintetizo estas ambivalências: a necessidade de questionar o que é real e a liberdade (com doses de angústia e ansiedade) de aceitar a multiplicidade de respostas e aquilo que não tem respostas e "nem nunca terá".

A universidade, lugar de promessas e transformações, também é espaço de choque com realidades que revelam desigualdade e opressão. Muitos versos expandem a subjetividade para o campo social, mostrando que a descoberta do mundo interior também está conectada às injustiças e aos desafios impostos pelas estruturas sociais equivocadas que nos habitam. Por isso é tão importante uma maior aproximação com as experiências em territórios durante a formação acadêmica, pois é, principalmente, no encontro com o outro, no pulsar dinâmico das comunidades com suas necessidades, que o estudante da área da saúde tece o seu olhar crítico e sua escuta sensível, aprendendo a bordar cuidados com empatia e construindo uma práxis implicada coletivamente na transformação social.

Os poemas, como um todo, se inspiram numa pedagogia entrecruzada, na qual caminhos diversos se encontram e se bifurcam. A jornada é marcada pela luta contra uma "moral de gesso" e pela busca de liberdade. A psicologia, a poesia, a política e a paixão se entrelaçam, formando um retrato complexo de um eu que se percebe inacabado e, por isso mesmo, profundamente vivo.

Num "(In)mundo de descobertas", escrevo e reescrevo minha existência, transformando minhas inquietações em narrativas poéticas como um exercício de criatividade. É um capítulo que pulsa, que dói e que desperta — como todo processo de aprendizado, expansão e desenvolvimento de si. Mesmo sabendo que nem tudo são flores, segui sem muita decência, cultivando jardins.

DE HOMEM EM TESE A DOUTOR PASTA PURA

HOMEM EM TESE

Um homem em tese não é um homem, é uma construção.
A conceituação de homem é elemento acabado, definido, contornado.
Homem em tese é uma contraditória presunção.

Não é sem desconforto que se constrói uma tese,
muito menos um homem,
que já nasce com seu destino predefinido:
— é homem!
Tensão.
Porque ao nascer,
o homem em tese
já se faz tese sobre o homem:
— vai ser homem na vida!

Mas, existe o homem?
Indaga Drummond
em suas especulações
sobre o homem-palavra.

Tudo se aproveita do homem em tese.
Mesmo nos tropeços e imperfeições
ele acerta
experimenta
experimenta-se.

Para o homem em tese o erro não é erro.
E se o erro não for erro mas outra hipótese?
Existe tese sobre o erro?
Ou seria ele, também, um erro em tese?

Na tese sobre o homem
as hipóteses de homem são testadas,
confirmadas ou refutadas.
Para aprovar ou rejeitar
a hipótese alternativa
há de se treinar o pensamento,
exorcizar a mente crente.
Lapidar o método.
Probabilizar certezas e incertezas.
Metrificar o amor
para amar a ciência sem medidas...

Na tese sobre o homem,
homem é hipótese nula.

Com quantos homens se constrói uma tese?
Com quantas teses se inventa um homem?

Quantas teses sobre o homem, impuseram o homem?
Quantos homens se fizeram, em tese?

Tese sobre o homem
homem em tese
tese e homem
fazem-se e desfazem-se.
Refazem-se em paradoxos
científicos
poetificos
poiesias

Para conhecer um dos resultados do processo de investigação que resultou na criação do poema "Homem em tese", segue sugestão de leitura do artigo científico "Cuidar, trabalhar e pesquisar na saúde mental: relato de 'um homem em tese'". Neste relato de experiência em saúde mental e redução de danos, aprendemos com Dorinha que no ato de cuidar, "quando falta amor, sobram técnicas". Leia o texto completo publicado na revista Saúde em Redes. Acesso via QR Code:

PRETO NO BRANCO E A MORTE DA BEZERRA

Entre o preto e o branco,
incontáveis tons.
Entre o amor e o ódio,
indizíveis sons.

Entre o homem e a mulher,
a criança.
Entre a esquerda e a direita,
intemperança.

Entre Deus e o Diabo,
a letra D.
Entre o céu e a terra,
euevocê.

Entre a rima e a dissonância,
os protestos.
Entre o trabalho e o ócio,
estes versos,

para dizer o dito
e desdizer o mito cindido
em grito de arrimação.

Na poesia preto no branco,
o espanto
de quem se perde
e se encontra
ao pensar,
em suposto silêncio,
na morte da bezerra.

TALASSOTERAPIA

Este mar nativo que me banha,
mesmo antes de nascer,
me banha.
Mesmo depois de morrer,
me banha.

Fonte da vida,
testemunho de histórias.
Arquiteto de ilusões e
decepções
além e aquém-mar.

Santa Cruz Cabrália
trindade colonizadora do
meu pensar.
Sempre que retorno a ti
me reconheço,
me desconheço,

remelexo.

Memória da conquista varonil,
do horror de chegar

e de não chegar.
De atravessar,

exterminar.

Navegar no mesmo lugar.

Me banha de privilégios
me seca,
disseca meu habitar
em poesia torpe.

Salga meu corpo,
adoça a minha alma.
Me faz regressar, África
em território Paranã.

Mergulho em ti
pra respirar
outras travessias...

Olokunparaguassú

FLOR DE SER AGORA

Agora sou esta preguiça.
Agora sou preguiça e poeta.
Sou o instante que se desfaz
e se refaz nestes versos
que também sou.

Na verdade,
sou uma tentativa de ser
por um instante,
essa presença!!!
Ao me ler agora
me apresento indo embora
em um movimento constante.

Brinco de fazer tempo
e, no tempo, vou me fazendo:
"refazendo... Refazenda".
Num jogo entre o efêmero
e o concreto,
pensamentos que vagam
incompletos.

Desejo de ser

tudo o que se pode e não se pode ser,

mas sendo aquilo que se é:

*...†

Nas tessituras do intervalo da existência,

devagar,

vou me inventando flor

com palavras de primavera,

colhendo pétalas do agora,

perfumando o instante

e, quem sabe, o que virá.

O QUE É SER UM HOMEM DE BEM?

Será que ser um homem de bem
é impor, a qualquer custo,
o que julgamos ser o bem?
Por que o meu bem é tão bom
e tão melhor que os outros bens?

Será não sonegar imposto?
Será evitar piadas com "viadinhos",
"neguinhas" e "putinhas",
para preservar o respeito e
estilizar o politicamente correto?

Será não violentar
mulheres, esposas, filhas,
ou colegas de trabalho
com xingamentos e silêncios afiados?
Será dar esmolas para receber absolvição?
Ou será que é negar esmolas para incentivar o trabalho?
Será evitar o consumo de drogas?
Que droga?
Ou exterminar tudo
o que julgamos mau?
Será inquirir crenças?
Defender uma família única?

Exigir que o coração só pulse amor,
nunca raiva, ódio, inveja e ingratidão?

Será fazer terapia
e sentir-se "terapeutizado"?
Homens de bem precisam de terapia?

Será estudar O Saber e
reproduzir sua glória civilizatória?
Ou catequizar com práticas divinas
dos verdadeiros homens de bem?
Será seguir, a ferro e fogo
essas doutrinas?

Será que o "homem de bem"
inclui em sua régua
as mulheres de bem?
Será que o homem de bem
é fazer da criança
um adulto moral?

Minha gente,
será que o homem de bem já morreu?
Ou será que ele nunca viveu?
E por que será que, ao chegar até aqui,
já não me sinto tão bem?

LUA LUAR

"Lua luar,
segue o teu andar,
pega esta criança
e me ajude a criar.
Depois de criada,
torna a me dar.
Lua luar,
segue o teu andar..."[1]

Sob a luz da Lua
sigo caminhando menino,
em cada fase, um destino,
em cada destino, um sentido,
em cada sentido, um desejo:
desejo mesmo de mudar.

A Lua, que me guia e vela,
acompanha meu crescer.
Sou menino que caminha,
homem que aprende a ser.

Sob suas fases refaço o caminho:
a criança que fui,
o homem que me tornei
se encontram sob o luar.

---

[1] Canção popular (autoria desconhecida).

MULHERES E O MUNDO

Cada mulher, um mundo.
Em cada mundo,
lugares inacessíveis.

Do inacessível
brotam mulheres-flor,
em sonho-chão (im)possível

sem,
com,
por,
e apesar de nós,
homens.

O que as motivam a mover o mundo?

SINTO EM DIZER ESSAS VERSÕES

Sinto, mas eu preciso dizer esta versão
"sou machista".
E tenho dificuldade em me reconhecer na frase:
"sou vulnerável".

Percebo, no cotidiano da vida, que
alimento muitas outras forças.
Machismo é viril, viral, combativo... contagioso!

Penso dentro de mim que
essa posição me estrutura
frente às desestruturas.
Tenho certeza, absoluta, que
ainda o quero, como remédio ou veneno.

Estaria mentindo se dissesse que
não me identifico
com esse mito macho alfa, bravo, bélico, destemido e imorrível.

Agora leia de baixo para cima

(Inspirado no poema "De trás para frente e vice-versa" de autoria desconhecia).

IR ALÉM

Ainda penso pode/não pode.
Ainda penso deixo/não deixo.
Ainda penso certo/errado,
verdadeiro/falso,
produtivo/improdutivo.

Ainda penso ser/não ser.
Ainda penso ter/não ter.
Ainda penso santo/pecador
sei/não sei,
assim/assado.

Aqui, dividido
no pensamento,
em pensamentos.
Aqui, fragmentado,
no corpo,
na alma,
na escrita.

Como um rio preso em margens
Essa dualidade me consome
e restringe o ir além.

POESIA NÃO TEM FIM

Poesia não tem fim.

Mesmo sem novidade

pode ser nova.

E quando lida novamente,

novo sentido, sentido.

Em cada tempo

em cada ciclo

em cada ser,

acolher.

No finito aqui e agora,

infinito sentir...

INFINITO SENTIR

Infinito sentir é o mergulho em um oceano sem bordas,
onde fluxos de emoções não conhecem limites,
nem o tempo-espaço as confinam.

É o amor que não sucumbe ao esquecimento,
a dor que reverbera mesmo em silêncio,
a saudade que atravessa gerações.

É o instante eterno que cabe em um olhar,
o arrepio que dança na pele,
a memória de algo que nunca se foi
e lembranças que nunca existiram.

Infinito sentir é o encontro com o próprio universo interno,
um fluxo incessante de vida que pulsa,
e nos lembra que somos mais do que matéria:
somos emoção, sonho, vibração, centelha divina,
somos o eco do que sentimos.

E, nesse infinito,
nascem a poesia,
a arte,
e a alma que não cansa de existir...
Resistir.

LIRISMO DE AMADOR

PARIR MAINHA

Canto que me compõe,
olho-luar que me guia.
No teu colo,
braços,
abraços,
seios fartos,
sonhos vastos.
Adormecer...
Calmaria.

Desperto em seios parcos,
desabraços,
desenlaços,
dor,
agonia.

Expulso de mim,
nino em ti.
Me refaço
no sentir.
Para existir:
parir Mainha.

O QUE SOU?

Com que olhos pego a visão
que se esconde em mim?
Com que ouvidos escuto
o eco do meu silêncio?
Com que boca saboreio
as palavras que me alimentam?

Com que mãos me toco
e sinto a textura do meu existir?
Com que nariz respiro
o perfume do que fui,
o cheiro do que sou?

Com que cabeça me penso?
O que penso?
E, quando penso,
me encontro?

Com que coração me sinto
e me deixo pulsar?
Com qual amor me entrego,
abraço,
e sou abraçado?

Com quais palavras me escrevo?
Com qual letra me inicio,
me termino,
e me reescrevo?

O que sou?

Pergunta.

LUGAR E NÃO LUGAR DE FALA

O que diz o meu lugar de fala?
O que falo em meu lugar?
Para quem,
para quê,
para onde ecoa a minha voz?

Falo de mim
falo de nós.
Falo dos meus
dos seus,
do dito e do não dito.
Falo do Outro
dos outros
do falo
da fala que se refaz
no ato de existir.

E o não lugar de fala,
o espaço da ausência?
O que não se fala
nem se pode falar?
E as falas silenciadas? Falam?
Ou são ditas
pel@s que ocupam
lugares que não são seus?

DOUTOR PASTA PURA

Doutor Pasta Pura
Não cura.
Não faz diagnóstico
nem prognóstico.

Não prescreve
nem descreve quadro clínico.

Não classifica,
nem complexifica.
Também não simplifica.

Não usa jaleco,
não tem tensiômetro
não usa "esteto".
Não tem consultório-teto.

Se faz afeto em relação com a vida,
com tudo que habita o planeta.

Doutor Pasta Pura
é padrão de imperfeição.
Logo, não faz cirurgia.

Mas opera com o corpo discursivo
inacabado,
inventivo,
em movimento.

Não sensibiliza,
não pratica resiliência.
Não previne nem controla doenças
nem normatiza condutas.

Não espera a consulta
e também não encaminha.

Estando entre o dentro e o fora, caminha...
e insurge o caminho.

Mas, para que serve o Doutor Pasta Pura?
Não serve, não é útil, nem faz negócio.
Abraça o insólito, simbólico
em tua não sabedoria.
E, às vezes, quebra-queix@.
Em sua pasta pura
carrega invisíveis
em abundância,
singelezas de fazer conexões.

No encontro (im)possível
narrativiza a existência
e as inexistências.

Doutor Pasta Pura não cura
o que não tem cura,
poetiza.

DOUTOR PASTA PURA NÃO CURA O QUE NÃO TEM CURA

Na infância, com apenas quatro anos de idade, o mundo parecia sem graça quando via as minhas irmãs mais velhas saírem para a escola com suas mochilas coloridas, enquanto eu ficava para trás, barrado pela justificativa de ainda não poder frequentar o colégio. O que elas tanto faziam por lá? Em minha imaginação de criança, sair de casa para estudar parecia ser uma grande brincadeira animada.

Numa certa manhã de sábado, decidi que não esperaria mais ter a idade mínima para ir à escola. Peguei uma caixa de sapato, amarrei cordinhas nas laterais e criei a minha própria "pasta escolar". Com ela nas costas, parti sozinho sem avisar ninguém. Não sabia o caminho exato, mas algo guiava o meu coração de menino. Depois de muito andar, cheguei à suposta escola, onde me sentei diante da porta fechada esperando que o aprender me acolhesse naquele grande mundo brincante.

Enquanto isso, meus pais viviam horas de desespero, procurando-me por toda a cidade. Quando finalmente me encontraram, ali estava, com a "pasta escolar" vazia nas costas e um sorriso cheio de expectativas. Alívio e risos preencheram aquele encontro. A família, entre preocupações e brincadeiras, deu-me um novo apelido na ocasião: "Doutor Pasta Pura".

Na cultura popular brasileira, a expressão "Doutor Pasta Pura" tem múltiplos significados que variam de acordo com o contexto em que é usada, na maioria das vezes carregada de ironia ou crítica. A ideia central remete à figura de alguém que carrega uma "pasta" — símbolo de seriedade, status e/ou intelectualidade —, mas que, no imaginário social, não teria conteúdo ou competência correspondente ao título ou posição que ostenta.

Mal sabiam que, anos depois, o apelido ganharia outra dimensão, quando aquele menino, movido pelo seu imaginário infantil, se tornaria realmente doutor.

Carregar uma pasta vazia, quando criança, era mais que um gesto de brincar; era um ato de desejar. A ausência preenchida pela vontade de saber. O vazio que move. Hoje, com o título de doutor, a pasta ganhou peso, mas a falta permanece como elemento brincante para questionar, refletir, aprender-ensinar e transformar.

Me fiz Doutor, mas o que faço com isso?

O título de doutor carrega em si uma dualidade intrigante: é tanto um símbolo de conquista quanto uma responsabilidade que desafia quem o possui. De um lado, representa um aprofundamento sobre um campo de conhecimento, um reconhecimento social e acadêmico que pode abrir portas, inspirar mudanças e gerar contribuições para a sociedade. Por outro, é um lembrete constante dos limites do saber, da incompletude de qualquer formação e do compromisso ético com a transformação do mundo.

Ele habilita a pessoa a produzir ciência, desenvolver tecnologias e desafiar paradigmas, tornando-se um agente ativo na construção de respostas para os problemas contemporâneos. Além disso, confere legitimidade para ocupar espaços de decisão, influenciar políticas e formar novas gerações.

No Brasil, onde o acesso à educação é profundamente desigual, o título ganha um peso adicional, pois simboliza uma vitória contra barreiras estruturais e sociais.

Por outro lado, o título de doutor carrega limites que vão além do indivíduo. Ele não garante sabedoria, sensibilidade ou conexão com as realidades que não cabem em teses ou artigos. Muitas vezes, ele está enraizado em uma perspectiva de saberes eurocêntricos, colonialistas e tecnicistas distantes de problemas sociais do país, ignorando os saberes ancestrais, cotidianos, populares e artísticos. Essa visão restritiva pode distanciar o doutor da prática humana e cientificamente implicada e transformá-lo em um especialista que domina técnicas e conceitos, mas desconhece pessoas em seu entorno, seus territórios e necessidades.

Há também a falsa ideia de completude que o título sugere. Ser doutor não é sinônimo de saber tudo, mas de aprender a lidar com a dúvida, com o inacabado, com a vastidão das outras racionalidades e saberes e com o que ainda não se sabe. E aqui reside um dos maiores desafios: reconhecer que o título é apenas um caminho, não um fim em si mesmo.

Sim, sou doutor em Medicina e Saúde Humana! Reconheço o meu acesso às oportunidades, meus esforços e, principalmente, a minha condição de privilégio. E hoje, infelizmente, essa pasta cheia de títulos não cabe nas mãos de tantos outros brasileiros que, pelas feridas da herança colonial escravista e exploratória e pela ausência de políticas sociais e oportunidades, tiveram suas experiências, contribuições, narrativas e sonhos brincantes ofuscados.

Nos últimos anos, o Brasil tem avançado muito na expansão e interiorização das universidades e na implementação de políticas de cotas que promovem maior diversidade no acesso ao ensino superior. Ainda são um desafio as estratégias de qualificação do ensino e a consolidação da manutenção dos estudantes durante o curso. Muitos discentes ainda enfrentam barreiras financeiras, como a falta de recursos para transporte, alimentação, moradia e material didático, enquanto outros lidam com a ausência de suporte psicológico e acadêmico, que são fundamentais para superar as dificuldades da vida universitária.

Na pós-graduação, a produção de conhecimento e pesquisa de populações minoradas e vulnerabilizadas é frequentemente invisibilizada, reflexo da falta de investimento e de uma lógica histórica de colonialidade do conhecimento, ainda vigente na maioria das faculdades e universidades. Os poucos registros e pesquisas sobre esses saberes muitas vezes são apropriados sem reconhecimento dos povos que os criaram, perpetuando uma desigualdade epistêmica que reforça estruturas imperialistas.

Às vezes me pergunto se os movimentos de luta contra a colonização dos saberes (já observados em alguns contextos acadêmicos) não inviabilizam os conhecimentos colonizadores instituídos que também foram progressistas, estratégicos e amplamente difundidos em determinado momento da história da humanidade. Essa é uma preocupação constante, sobretudo diante da necessidade de fortalecimento e união de pautas e populações comprometidas com os Direitos Humanos. Talvez seja exatamente por isso que me inclino a pensar que esses movimentos buscam expandir o campo do conhecimento, criando espaço para a pluralidade epistêmica e para diálogos transformadores entre diferentes formas de saber. Essas lutas têm o potencial de construir pontes entre grupos diversos, promover reparação e alianças interseccionais e estratégias inovadoras, valorizar múltiplas histórias, culturas e perspectivas, se constituindo como uma das maiores forças dos movimentos sociais contemporâneos.

Aqui, importa também discutir as próprias publicações das pesquisas. Divulgar produção de conhecimento é como atravessar um labirinto acadêmico: há critérios engessados, recursos escassos e a sombra de um sistema que privilegia o "impacto" ao invés do alcance humano. Para quem ousa trazer as vozes da ancestralidade, dos movimentos socias e das periferias para os holofotes das universidades, o desafio é ainda maior, e pouco importa a integridade científica do estudo. Felizmente, já observamos no país, iniciativas e reconhecimentos importantes de produções literárias e científicas contestatórias em algumas áreas do conhecimento e da cultura, como as obras de Lélia Gonzalez, Milton Santos, Sueli Carneiro, Beatriz Nascimento, Jessé Souza, Carla Akotirene, Ailton Krenak, Sidarta Ribeiro, Cida Bento, Neuza Santos, dentre outros.

No âmbito da saúde, a produção de conhecimento e assistência, pontos de reflexão do Doutor Pasta Pura, podemos nos perguntar: a quem interessa o descrédito de saberes tradicionais e populares? Por que temos observado um crescente movimento de fragmentação do conhecimento articulado com o fenômeno mundial da medicalização social, do esvaziamento narrativo-simbólico do corpo e da mercantilização da vida?

Tais questões refletem a adoção de um modelo econômico e social neoliberal que busca a todo custo reconfigurar as formas de vida das pessoas, que, ao perderem a sua qualidade narrativa, tornam-se apenas corpos produtivos, pragmáticos e instrumentais sem uma história ou identidade própria. Leituras já discutidas por filosóficos, pensadores e estudiosos da sociedade contemporânea no Brasil e no mundo, como o brasileiro indígena membro da acadêmica brasileira de letras Ailton Krenak, o filósofo e historiador africano Achille Mbembe, o filosofo ensaísta sul-coreano Byung-Chul Han e a psicanalista e filósofa brasileira Suely Rolnik, para citar algumas referências.

Acolhimento, escuta ativa, vínculo, empatia, narrativas, arte, práticas integrativas em saúde e saberes não hegemônicos de cuidados, são frequentemente circunscritos no campo da "humanização" como se fossem secundários ao "saber técnico-científico". No entanto, essas práticas envolvem racionalidades complexas, que mobilizam saberes tradicionais milenares e o campo das ciências sociais e humanas como sociologia, antropologia, história, psicologia e comunicação, entre outras áreas do conhecimento (não só da saúde).

O eixo ético-humanístico é fundamental na produção do cuidado e as narrativas (em suas diferentes modalidades) também podem desempenhar um papel diferenciado nos processos epistemológicos, pois elas têm o potencial de contribuir na construção e análise do saber científico com enriquecimento e expansão dos seus métodos de investigações e práticas que valorizam as subjetividades.

A diversidade de modelos científicos quantitativos, qualitativos e mistos é muito importante para lidar com a variedade de perguntas e problemas que o mundo apresenta, que vão desde partículas subatômicas até sistemas ecológicos globais, passando por questões socioculturais, psicológicas e das formas de expressões imagéticas e do sagrado. Cada modelo oferece uma lente para entender a realidade, e é na integração dessas lentes e nas trocas interculturais que o conhecimento se enriquece e se aproxima da complexidade que compõe a experiência humana e natural. Não se trata de negacionismo científico ou relativização metodológica, problemas que dificultam o aperfeiçoamento das pesquisas e produção de conhecimento. Essa pluralidade não pode ser compreendida como uma fragilidade da ciência, mas uma força que permite criatividade, inovação, desafio e adaptação ao desconhecido.

Nas práticas de cuidado as narrativas ajudam a entender o contexto social, cultural e emocional em que a saúde, a doença e o sofrimento ocorrem; tem o potencial de gerar hipóteses e novas abordagens, pois podem apontar questões de saúde negligenciadas, servindo como ponto de partida para outras pesquisas; são ferramentas para explorar significados, perspectivas e experiências de adoecimento e bem estar (aspectos importantes para a prática clínica centrada na pessoa). Elas também podem ser aplicadas no desenvolvimento de investigação de padrões e tendências comportamentais e nas políticas públicas informadas pelo contexto, oferecendo insights sobre necessidades locais e percepções comunitárias sobre o próprio modo de conceber o bom viver.

Ademais, muitas instituições e governos medem a eficácia em saúde por indicadores objetivos, como sobrevivência ou redução de sintomas. As narrativas mostram que as pessoas podem valorizar aspectos diferentes, como qualidade de vida, autonomia e/ou dignidade. Portanto elas auxiliam as equipes de saúde na tomada de decisões compartilhadas diante de condições clínicas sensíveis e com limitações terapêuticas.

A integração dos saberes é um caminho potente para promover melhor investigação diagnóstica, uma clínica ampliada, a adesão terapêutica, prevenir agravos e construir relações de cuidado mais efetivas. Nos últimos anos, abordagens interdisciplinares, interprofissionais, intersetoriais e em rede de saberes integradas, são reconhecidas como base científica relevante para a pesquisa, assistência e formação de profissionais.

O artigo "Coringas do cuidado", fruto da minha tese de doutorado, publicado na revista *Saúde em Rede* em 2020, discute e analisa essa integração no contexto da saúde mental e como esse movimento pode dar suporte a um fazer clínico interprofissional e em rede. O exercício da interprofissionalidade produz novas e distintas possibilidades de operar o cuidado e desafia as equipes de saúde a também forjarem novas identidades sobre si, sobre o trabalho e sobre a atenção psicossocial.

Acesse o artigo "Coringas do cuidado: o exercício da interprofissionalidade no contexto da saúde mental"

Doutor Pasta Pura não cura o que não tem cura, mas poetiza. Transforma diagnósticos em narrativas sensíveis, ressignifica o insólito, ampara as leis imperfeitas da natureza e abraça o invisível. É aquele que, na ausência de um jaleco ou de um equipamento/medicamento, acolhe o simbólico e caminha nas margens entre o saber acadêmico e os saberes da vida. É o doutor que carrega a imperfeição como potência, que narra existências e inexistências em encontros que rompem barreiras.

É também uma celebração da "narrativa poética do fazer--ser" como ferramenta transformadora, capaz de reconfigurar não apenas a saúde, mas também nossa relação com o mundo, com o outro, com os saberes e consigo mesmos.

Doutor Pasta Pura é metáfora e convite. Não para tamponar o vazio, mas para habitá-lo. Em sua perspectiva, o cuidado é um ato político de escuta, presença e criação.

Para conhecer o processo de investigação que precipitou a criação do poema "Doutor Pasta Pura", sugiro a leitura da tese "Invenções de cuidado: perspectivas clínicas e processos de trabalho em saúde mental e redução de danos", realizada no Programa de Pós-Graduação em Medicina e Saúde Humana da Escola Bahiana de Medicina e Saúde Pública. Acesse a tese via QR Code:

PALAVRAS EM TRANSE

Palavras ditas
não ditas
bem ditas
malditas
escritas
ao vento
em transe.

Iniciadas
nunca acabadas
sempre ligadas
conectadas
atadas
encruzilhadas.

Cotidianamente
conexas
desconexas
perplexas
disléxicas
convexas
implexas
no pensamento.

Nas capturas do "plexo"
parábolam a vida
em mitos e ditos acríticos
sem força para a emancipação.

Para cada palavra-consenso
o exercício social do bom senso.

O sol
a terra
as águas
o fogo
o ar
as matas
os bichos dirão:
"palavras não falam"

Aydar conta e canta:
"palavras são só palavras".
Mas, se entende escrevendo.

Palavras dançam
entre nós, o branco, a forma e o livre,
sendo parte do todo
todo da parte
parte da parte
das partes.

Nem todo
nem parte
nem tudo
nem nada
nem nem

Antes, entre e além das palavras,
suponho as letras
que me autorizam
a rabiscar
estes versos.

Elas me enganam
me espantam
me pausam
e me animam
a cantar
afetos e afetações.
Tecem forrós
e cirandas
na minhasua voz.

Palavras não falam
e eu em nós
em transa falante,
caduco do mundo algorítmico
fascinante e aterrorizante,
ainda estou aqui.

Entre o lápis, a carta e a IA
na transitoriedade pós-moderna,
na porta do efêmero hipermoderno,
no perigo de chegar
ainda aqui,
No lugar-palavra: imutável.

Ainda estou aqui
com palavras em transe
em transa falante.
Engravidando sentidos
e renarrando a vida.
E você?
Aonde afeto-palavra está?

Verão de 2024

PALAVRAS FINAIS:
NA BAHIA, TODO BONFIM É COMEÇO!

Ao concluir este livro sob o sol do verão de janeiro na Bahia, em manto sagrado e profano dos festejos do Senhor do Bonfim e Oxalá, entre o antes, o entre e o além das palavras, encontro-me aqui — vulnerável, criativo, caduco, inacabado, povoado de intencionalidades, afetos, palavras, sincretismos e imagens... Amador... Humano.

Nem tudo que se passa com a gente cabe em palavras. Sentimos em muitas e variadas linguagens. Necessitamos da diversidade de canais de expressão para acolher os nossos devaneios cotidianos. No meu caso, escrever poesias ao longo destes 35 anos ajudou-me a colorir os sentimentos frágeis de entendimentos, principalmente, em tempos difíceis e nas horas mais solitárias. A poesia, como metáfora, nos cifra e decifra e tem sido para mim um importante caminho de reflexões e autocuidado.

Além de ter tido condições dignas para sobrevivência e educação (infelizmente, ainda reconhecidas como condições de privilégio devido aos abismos sociais da realidade que nos cerca), tive também (e ainda tenho) acesso à saúde, apoio social e a tantas outras formas expressivas de cultura em meus processos de desenvolvimento pessoal/profissional e na promoção da saúde mental.

Ainda assim, somos atravessados por questões psicossociais complexas que inspiram cuidados e merecem atenção individual, das famílias, das comunidades, instituições e governos na consolidação de políticas públicas de saúde, cultura, educação, desenvolvimento social, justiça e proteção.

Talvez, pelas suas experiências, condições contextuais e baixo estímulo à reflexão crítica, nem todas a pessoas reconheçam a importância das singularidades narrativas e das histórias de vida para as diversas áreas do conhecimento, setores e práticas sociais.

Todo mundo tem uma história a ser narrada! Sejam elas individuais ou coletivas, nossas memórias são fundantes para o nosso reconhecimento e pertencimento, podem evitar apagamentos e erros do passado, celebrar conquistas, promover qualidade de vida e planejar um presente e futuro mais diversos, democráticos e inclusivos. Quando narradas, são vias de acesso ao outro e a si mesmo, favorecendo sociabilidades e construção de vínculos para os cuidados emancipatórios e cidadãos.

Mesmo quando as memórias nos escapam e se escondem, redes de apoio, proteção, educação e cultura podem nos acolher na travessia do labirinto da existência, com um pouco menos de desconforto, medo e solidão. Nunca é tarde para contar, recontar, reinventar e construir novas experiências. Que sejamos cuidadosos com as nossas histórias, sempre contextualizando, com reflexividade, os lugares de fala, escuta, escrita e as próprias contradições.

Em um mundo contemporâneo marcado por desinformações, fake news e manipulações de informação que servem a interesses diversos (com destaque para as narrativas performáticas lacradoras divulgadas frequentemente em canais de comunicação digital e redes sociais), conhecer a história do narrador (e/ou da instituição autora) é muito importante para que possamos entender a versão que nos é apresentada. Assim, as narrativas nos convocam a um exercício ético: o de aceitar que elas não são neutras, que podem ser plurais, e que o ato de narrar implica em responsabilidade com o que se transmite.

À guisa de conclusão, como baiano carinhosamente sote-ropolitano, gosto de "pegar a visão" da poesia e lembrar que, na Bahia, todo Bonfim é começo! E o que importa nestes versos líricos de amador, não é, exatamente, a precisão das palavras em si, mas os afetos e os movimentos que fazem orbitar as palavras e a produção de sentidos em nós e entre nós.

O que move as palavras em você? Quais são as narrativas ético-poéticas e políticas do seu modo de fazer-se?

REFERÊNCIAS

ANDRADE, C. D. de. **Alguma Poesia**. São Paulo: Ed. Companhia das Letras, 2013.

BOUTON, C. *et al.* **Interprofessional collaboration in primary care:** what effect on patient health? A systematic literature review. BMC Primary Care, Londres, v. 24, n. 1, p. 253, 29 nov. 2023. DOI: 10.1186/s12875-023-02189-0. Disponível em: https://doi.org/10.1186/s12875-023-02189-0. Acesso em: 27 abr. 2025

DALTRO, M. R. *et al.* Trilhas e desafios da experiência de autoria na escrita científica. **Ensaio: Avaliação e Políticas Públicas em Educação**, v. 32, n. 125, p. e0244312, 2024.

ESTAMIRA. Direção: Marcos Prado. Brasil: Rio de Janeiro; Europa Filme, 2004.

FURLAN, R. Reflexões sobre o método nas ciências humanas: quantitativo ou qualitativo, teorias e ideologias. **Psicologia USP**, São Paulo, v. 28, n. 1, p. 83-92, 2017. Disponível em: https://doi.org/10.1590/0103-656420150134. Acesso em: 9 dez. 2024.

HAN, B.-C. **Sociedade do cansaço**. Tradução de Sergio T. de M. S. Ramos. 1. ed. São Paulo: Vozes, 2015.

KRENAK, A. **Ideias para adiar o fim do mundo**. São Paulo: Companhia das Letras, 2019.

LUZ, T. M. **Racionalidades e instituciones médicas**: aportes teóricos y metodológicos a la investigación y el pensamiento en salud colectiva. 1. ed. Porto Alegre: Editora Rede Unida; Managua: OPAS/OMS, 2023.

METÁFORA. Intérprete: Gilberto Gil. *In*: UM BANDA um. Intérprete: Gilberto Gil. Rio de Janeiro: Warner Music Brasil, 1982. 1 CD, faixa 3.

MISTÉRIO do Planeta. Intérprete: Novos Baianos. *In*: ACABOU chorare. Intérprete: Novos Baianos. Rio de Janeiro: Som Livre, 1977. 1 disco vinil.

MBEMBE, A. **Necropolítica**. Tradução de Marcos Novaes. São Paulo: N-1 Edições, 2018.

MORAES, A. C. de; CASTRO, F. M. F. M. Por uma estetização da escrita acadêmica: poemas, cartas e diários envoltos em intenções pedagógicas. **Revista Brasileira de Educação**, v. 23, e230091, 2018. Disponível em: https://doi.org/10.1590/S1413-24782018230091. Acesso em: 9 dez. 2024.

OLIVEIRA, G. M. **Invenções de cuidado**: perspectivas clínicas e processos de trabalho em saúde mental e redução de danos. 2020. Tese (Doutorado em Medicina e Saúde Humana) – Escola Bahiana de Medicina e Saúde Pública, Salvador, 2020.

OLIVEIRA, G. M.; DALTRO, M. R. Cuidar, trabalhar e pesquisar na saúde mental: relato de "um homem em tese". **Saúde em Redes**, Porto Alegre, RS, v. 7, n. 2, p. 265-277, 2021. Disponível em: https://doi.org/10.18310/2446-4813.2021v7n2p265-277. Acesso em: 9 dez. 2024.

OLIVEIRA, G. M.; DALTRO, M. R.. 'Coringas do cuidado': o exercício da interprofissionalidade no contexto da saúde mental. **Saúde em Debate**, v. 44, n. spe3, p. 82-94, out. 2020.

O QUE será (a flor da pele). Intérpretes: Milton Nascimento e Chico Buarque. *In*: GERAES. Intérprete: Milton Nascimento. [*S. l.*]: EMI Music Brasil, 1976. 1 CD, faixa 5.

PALAVRAS. Interprete: Mariana AYDAR. *In*: Peixes, Pássaros, Pessoas. São Paulo: Universal Music, 2009.

PAULA, M. de F. C. de. Políticas de democratização da educação superior brasileira: limites e desafios para a próxima década. **Avaliação**, Campinas, v. 22, n. 2, p. 301-315, 2017. Disponível em: https://doi.org/10.1590/S1414-40772017000200002. Acesso em: 9 dez. 2024.

PEREIRA, D. R.; SÁ, M. DE C.. Abordagem de Narrativas como Método de Pesquisa em Saúde Pública: Aproximações Conceituais e Contribuições da Psicanálise. **Psicologia: Ciência e Profissão**, v. 43, p. e250670, 2023.

REFAZENDA. Intérprete: Gilberto Gil. *In*: REFAZENDA. Intérprete: Gilberto Gil. São Paulo: Philips Records, 1975.

REIS, D. dos S. A colonialidade do saber: perspectivas decoloniais para repensar a univers(al)idade. **Educação & Sociedade**, São Paulo, v. 43, e240967, 2022. Disponível em: https://doi.org/10.1590/ES.240967. Acesso em: 9 dez. 2024.

RIBEIRO, D. **O que é lugar de fala?**. Belo Horizonte: Letramento, 2017. 112 p. (Feminismos Plurais).

RILKE, R. M. **Cartas a um jovem poeta**. Tradução de Cecília Meireles. Rio de Janeiro: Livraria José Olympio Editora, 1945.

ROLNIK, S. **Esferas da insurreição:** notas para uma vida não-capturável. São Paulo: N-1 Edições, 2018.

SCHULTZ, D. P.; SCHULTZ, S. E. **História da psicologia moderna**. São Paulo: Cengage Learning, 2019.

TESSER, C. D.; DALLEGRAVE, D. Práticas integrativas e complementares e medicalização social: indefinições, riscos e potências na atenção primária à saúde. **Cadernos de Saúde Pública**, Rio de Janeiro, v. 36, n. 9, e00231519, 2020. Disponível em: https://doi.org/10.1590/0102-311X00231519. Acesso em: 9 dez. 2024.